# 목차

| | | | | |
|---|---|---|---|---|
| 석류 | …… 2 | | 복숭아 | …… 14 |
| 수박 | …… 3 | | 무화과 | …… 15 |
| 바나나 | …… 4 | | 완두콩 | …… 16 |
| 체리 | …… 5 | | 방울토마토 | …… 17 |
| 오렌지 | …… 6 | | 파프리카 | …… 18 |
| 포도 | …… 7 | | 가지 | …… 19 |
| 도토리 | …… 8 | | 레몬 | …… 20 |
| 호박 | …… 9 | | 오이 | …… 21 |
| 파인애플 | …… 10 | | 사과 | …… 22 |
| 감 | …… 11 | | 밤 | …… 23 |
| 옥수수 | …… 12 | | 참외 | …… 24 |
| 딸기 | …… 13 | | | |

# 알알이 보석 같은 석류

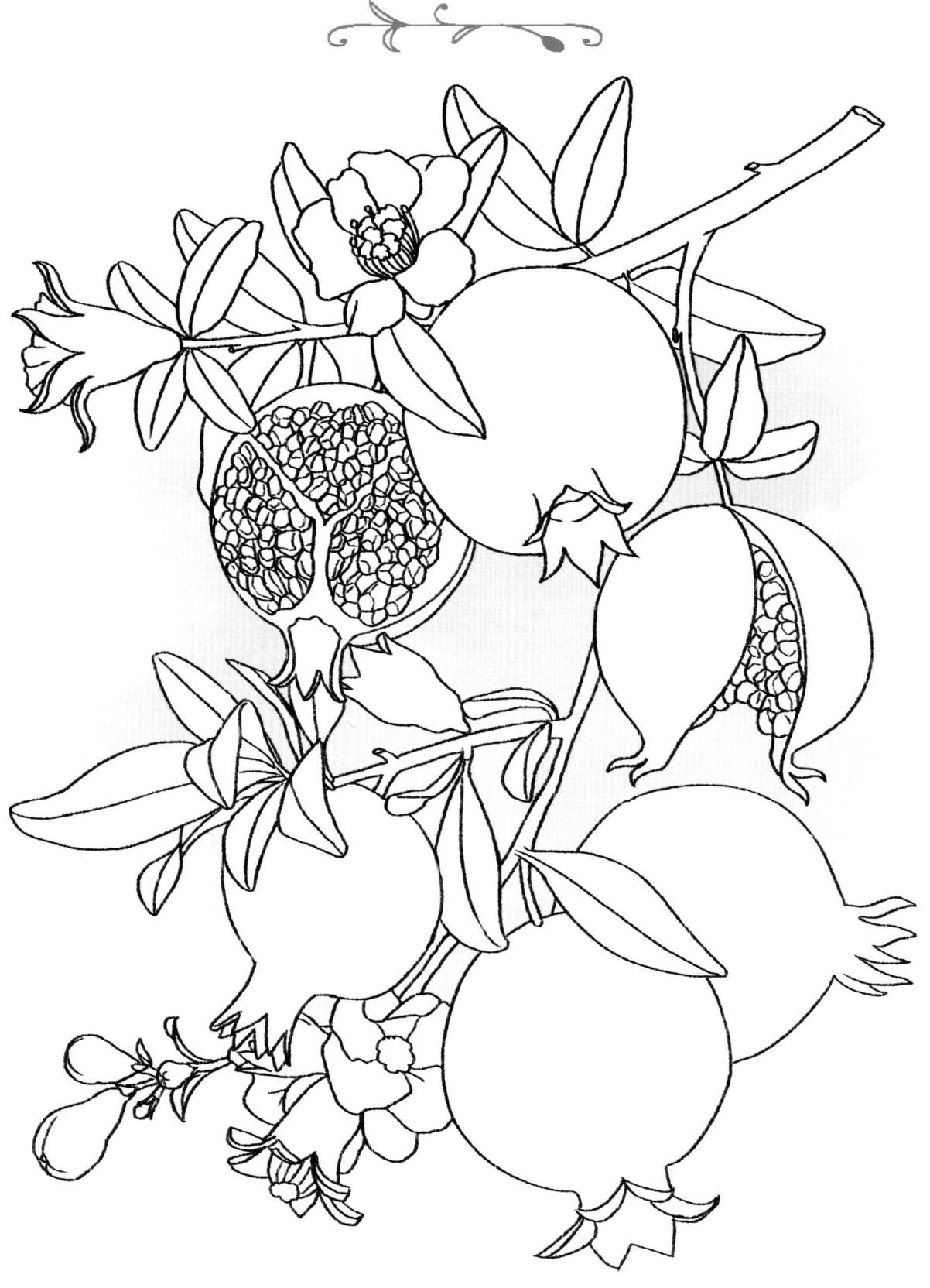

석류를 보면 어떤 생각이 드나요?

# 새빨간 속살의 수박

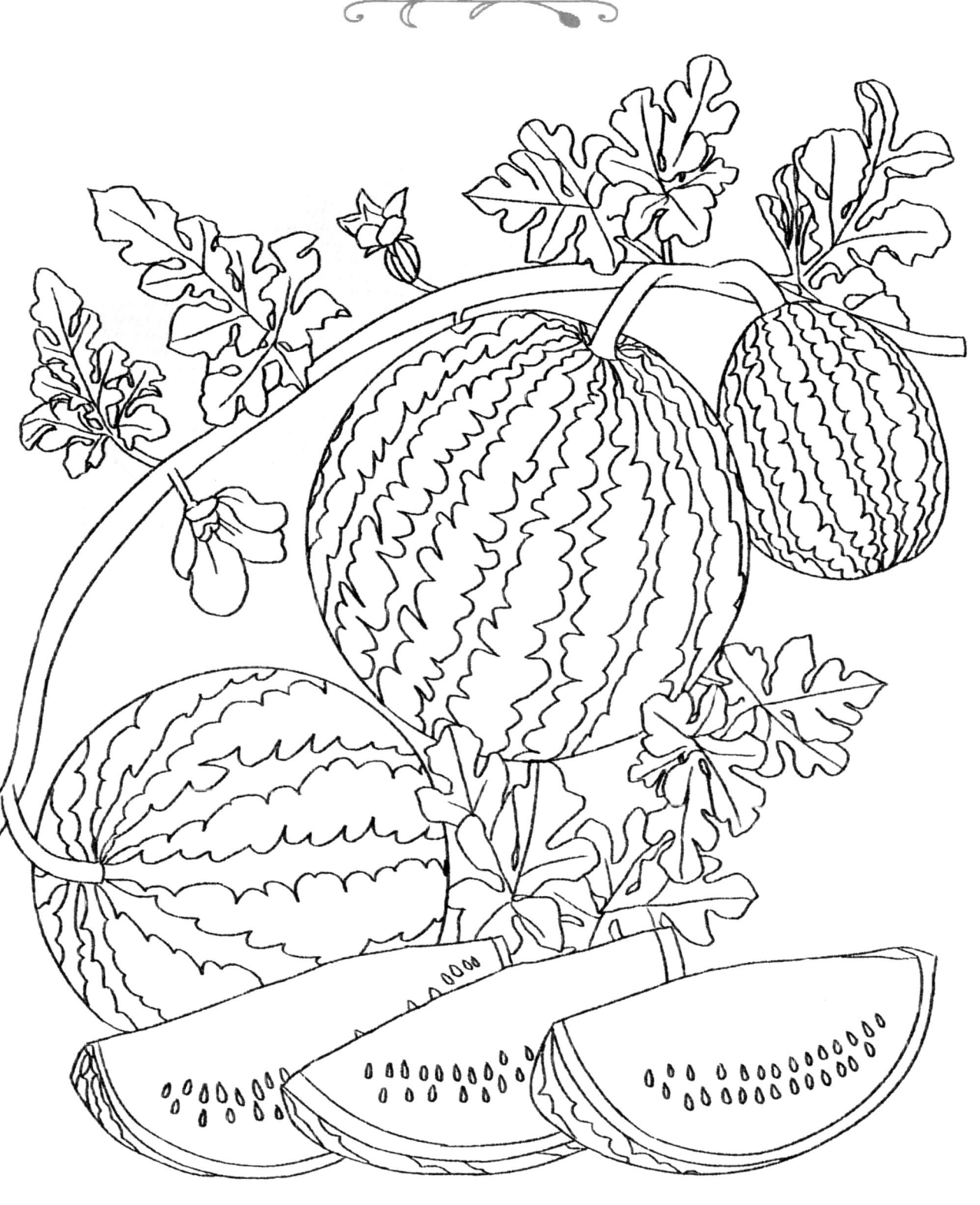

수박을 어떻게 먹을 때 가장 맛있었나요?

# 달콤한 바나나

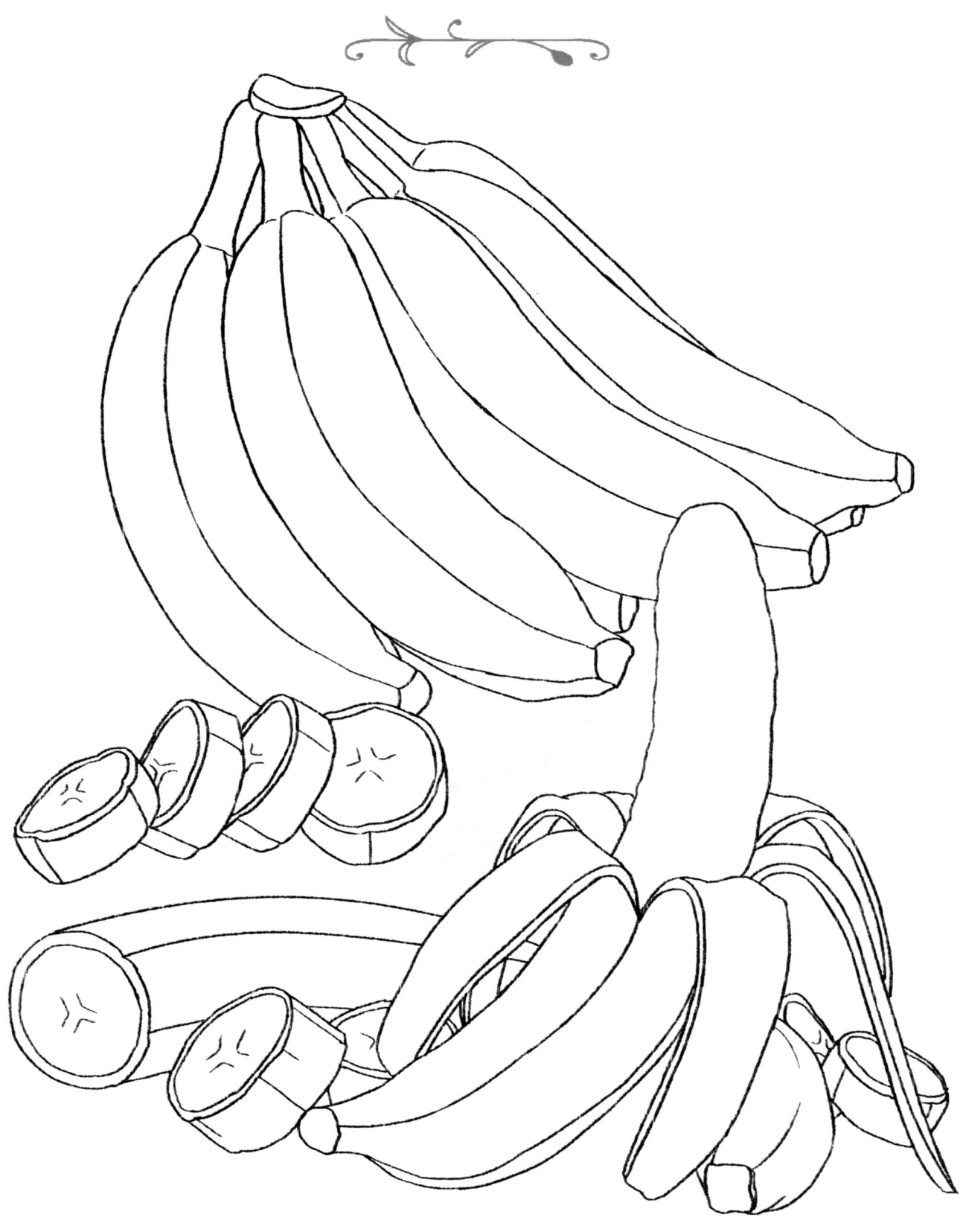

바나나를 처음 먹어 보았을 때를 떠올려 보세요.

# 벚나무의 열매, 체리

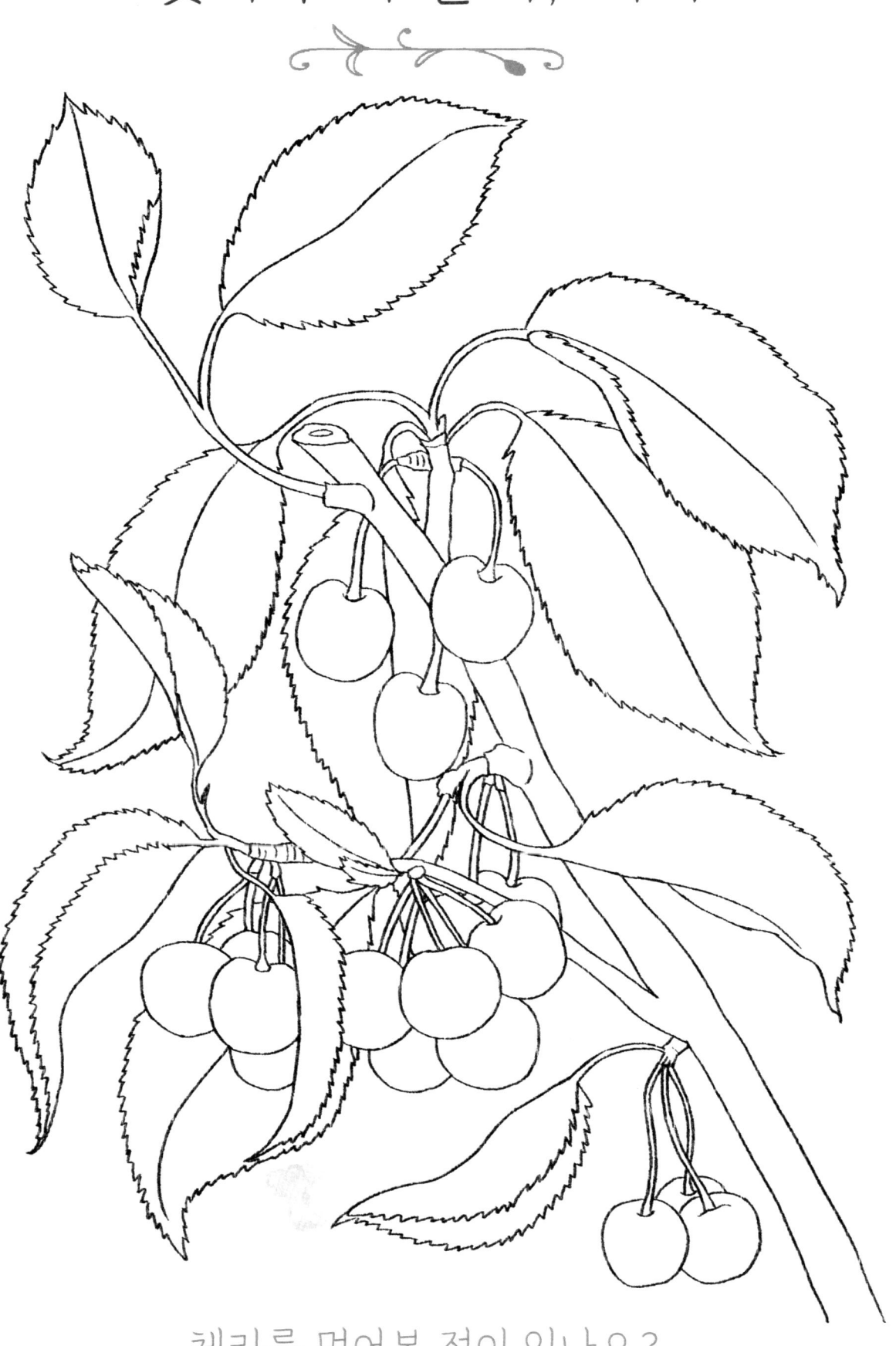

체리를 먹어본 적이 있나요?

# 상큼한 오렌지

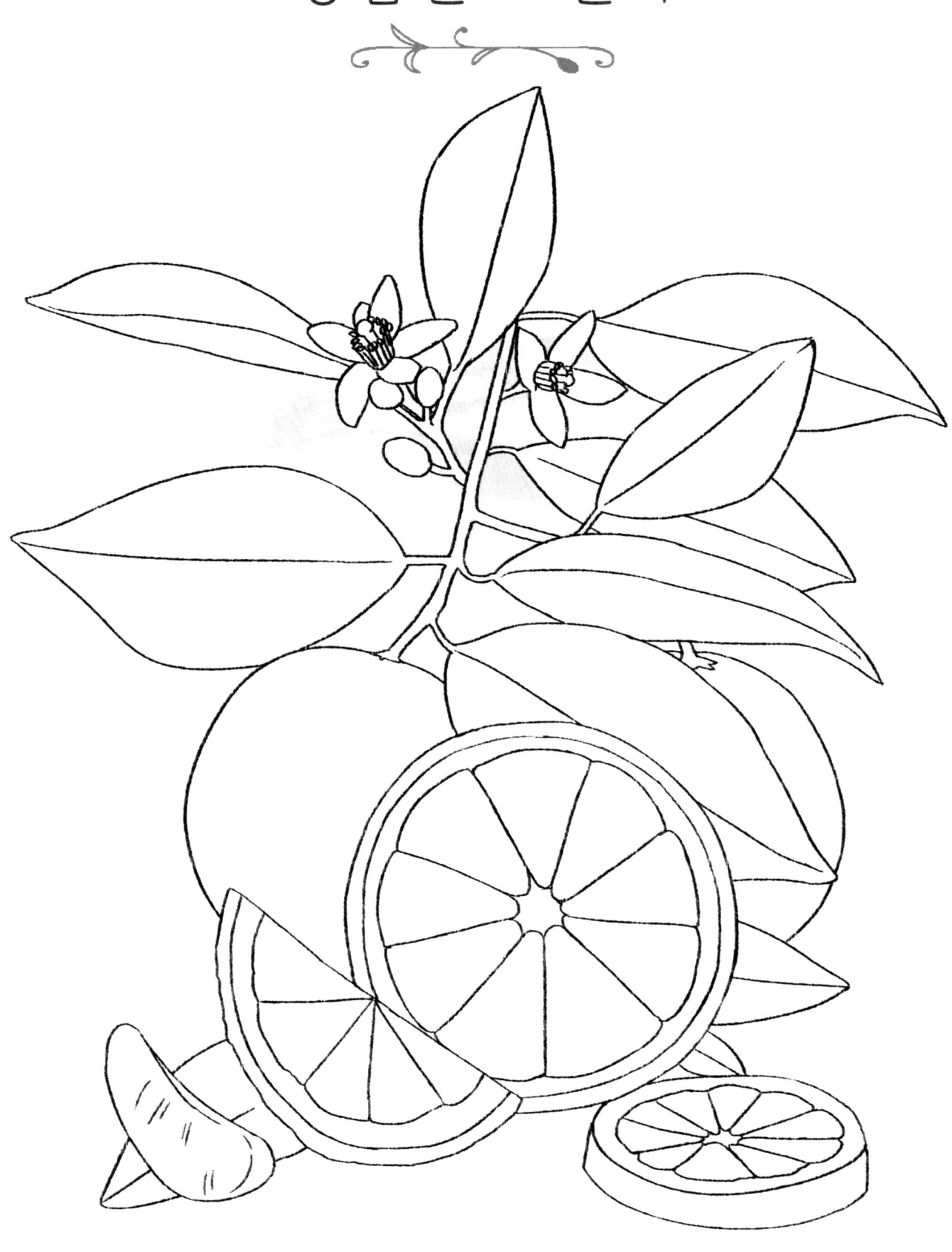

오렌지는 어떤 맛이 나나요?

# 과즙이 풍부한 포도

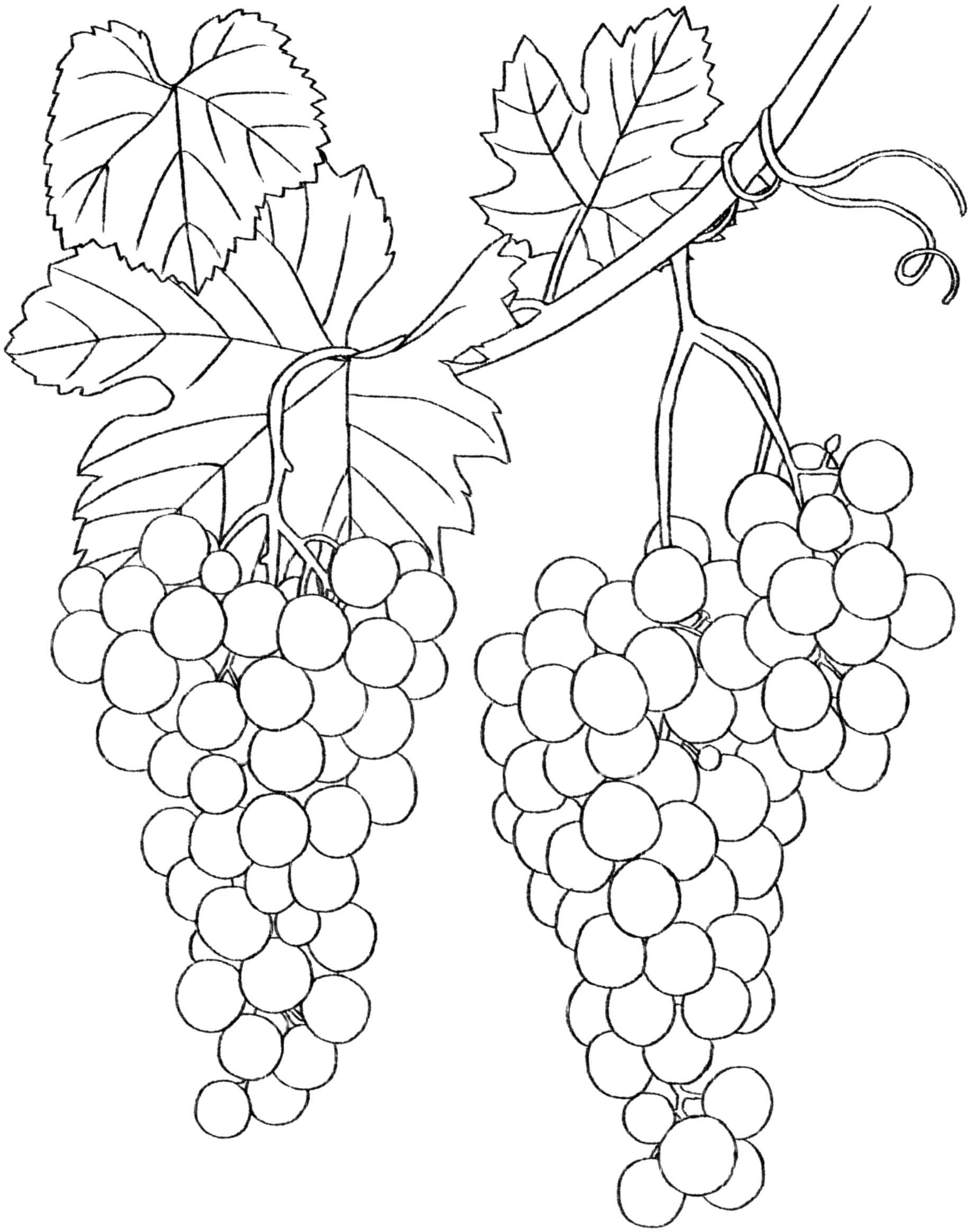

포도와 관련된 추억이 있나요?

# 다람쥐가 좋아하는 도토리

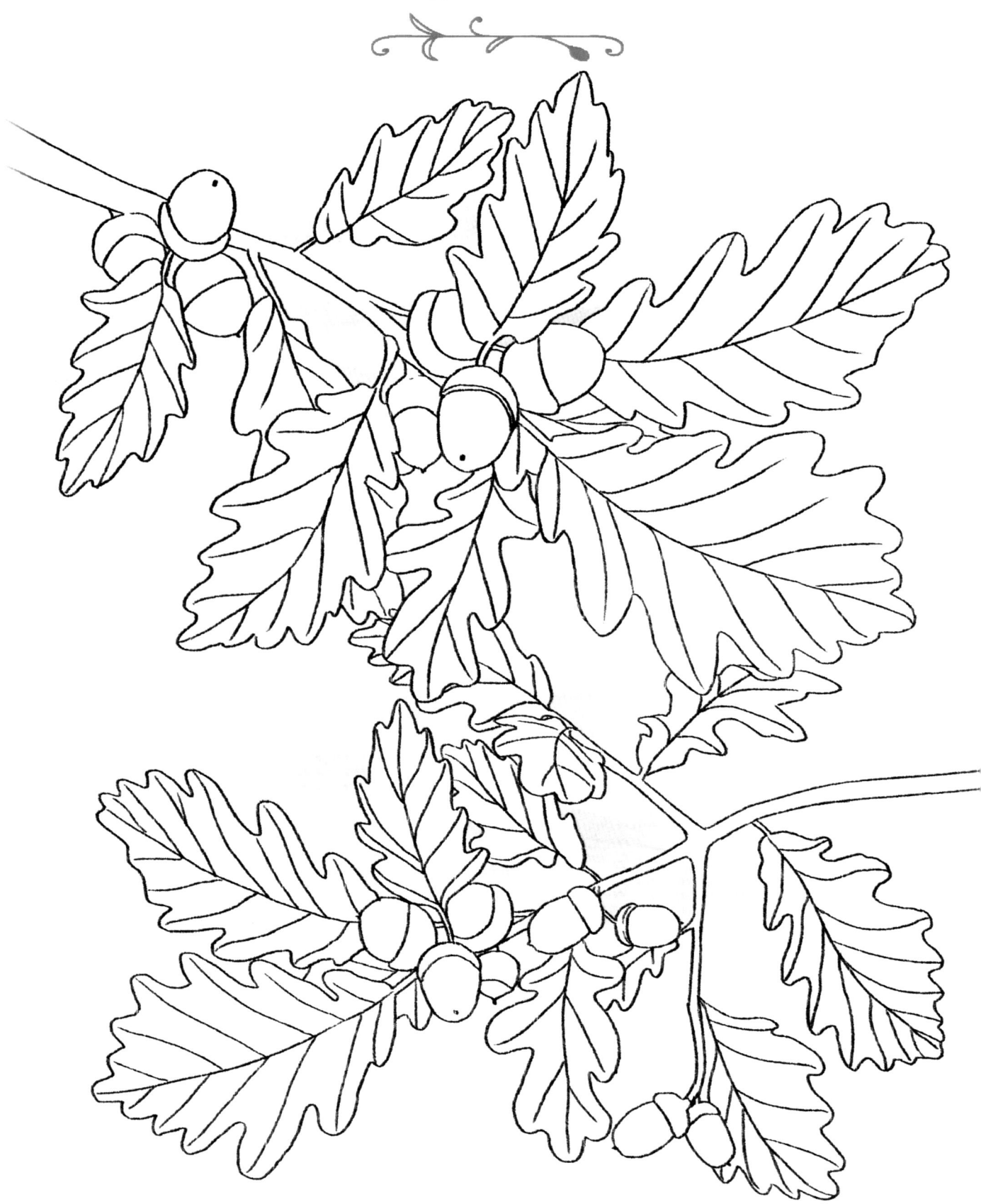

도토리를 주워 본 경험이 있나요?

# 영양분이 가득한 호박

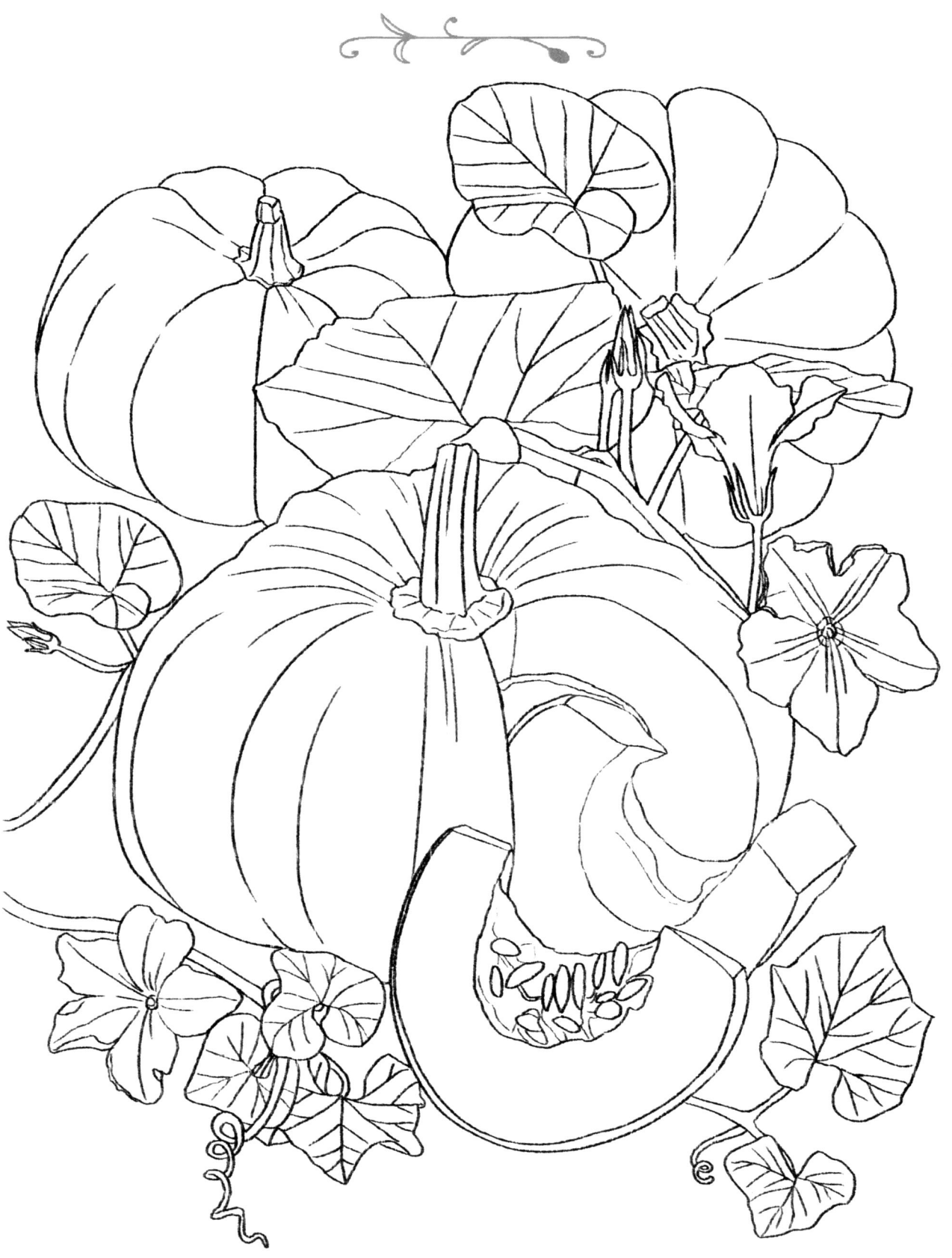

좋아하는 호박 요리가 있나요?

# 열대과일, 파인애플

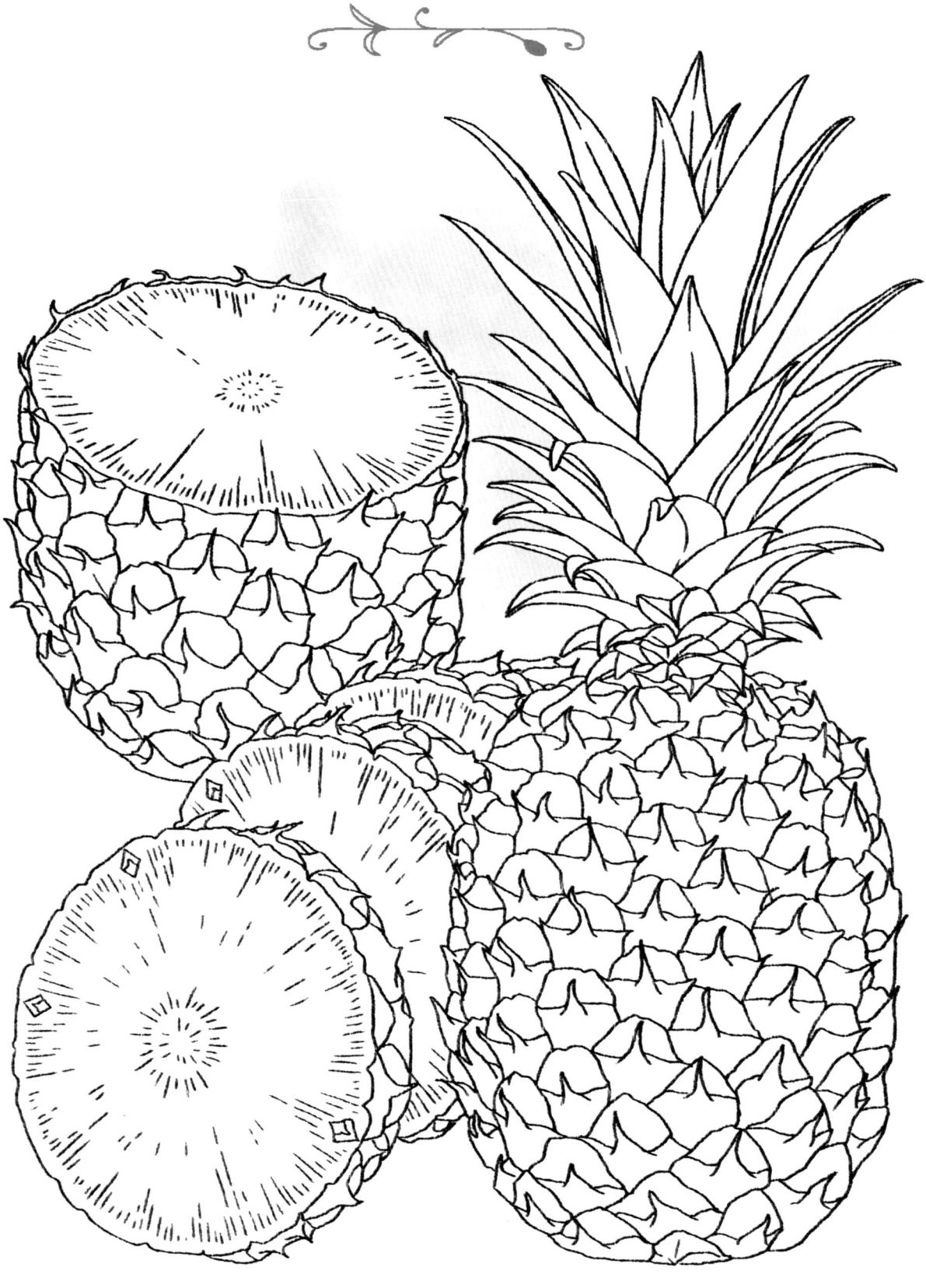

파인애플을 먹으면 어떤 생각이 드나요?

# 가을철 대표 과일, 감

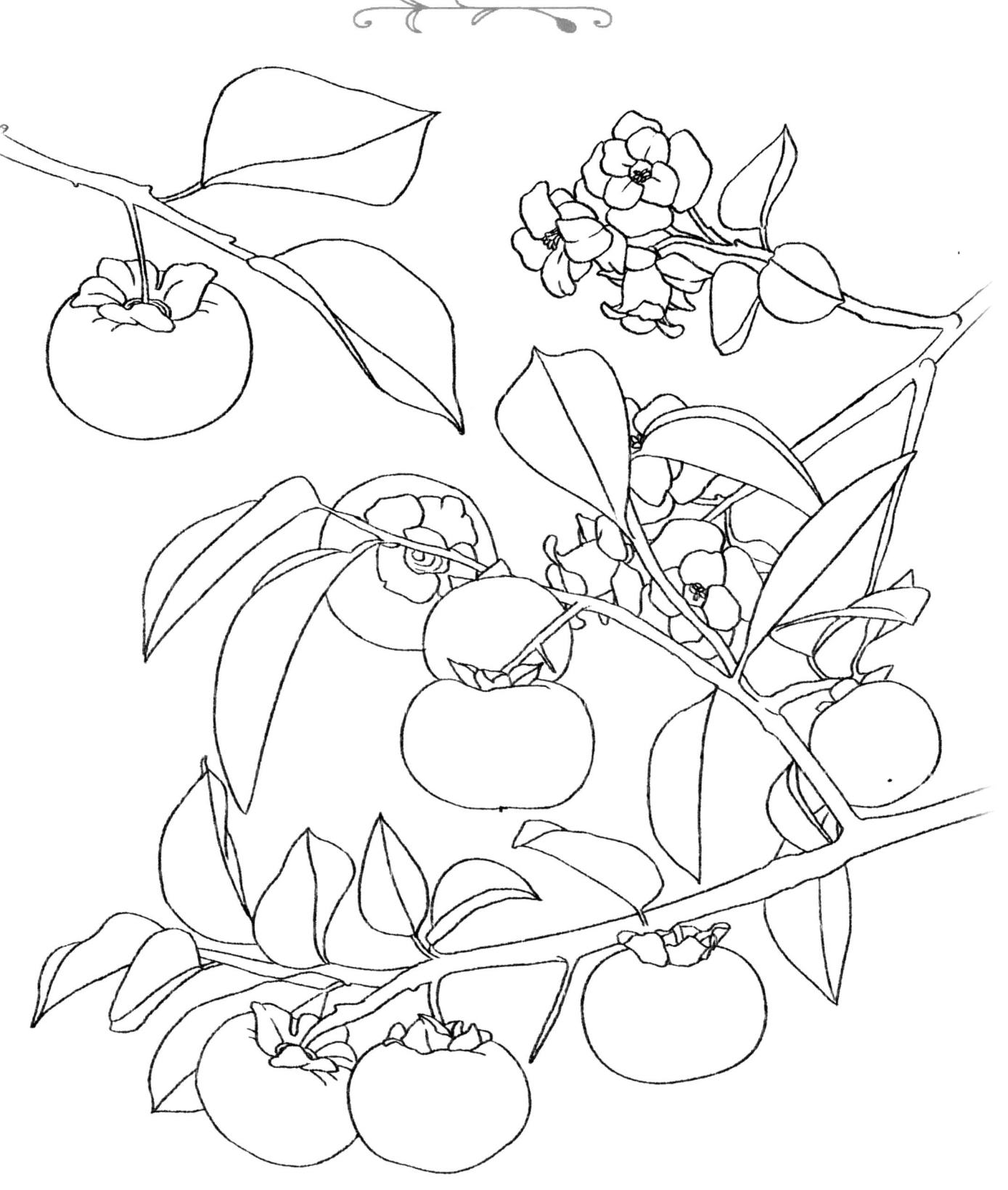

감과 감꽃을 본 적이 있나요?

# 포만감이 높은 옥수수

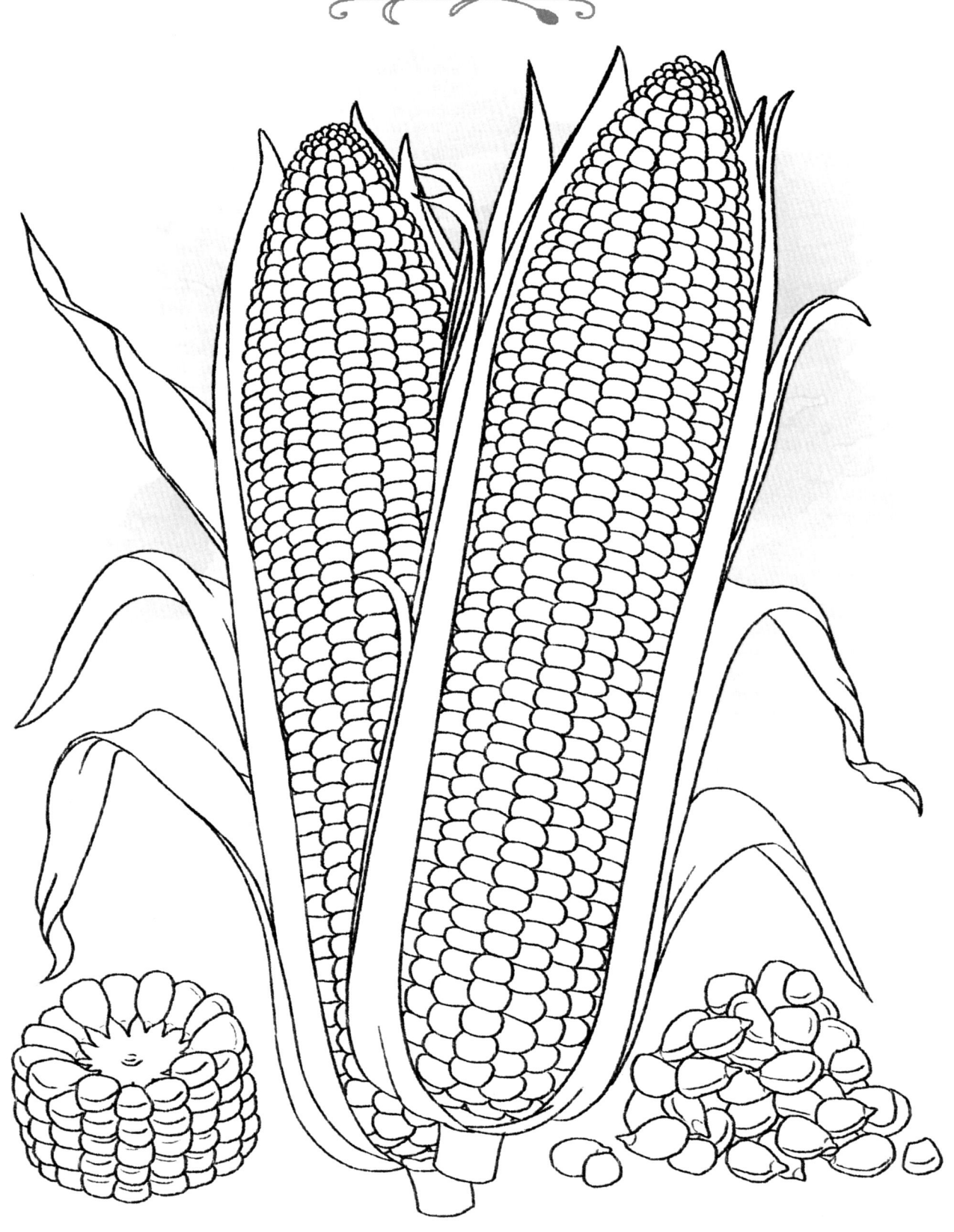

나만의 옥수수 요리법을 말해보세요.

# 새콤달콤한 딸기

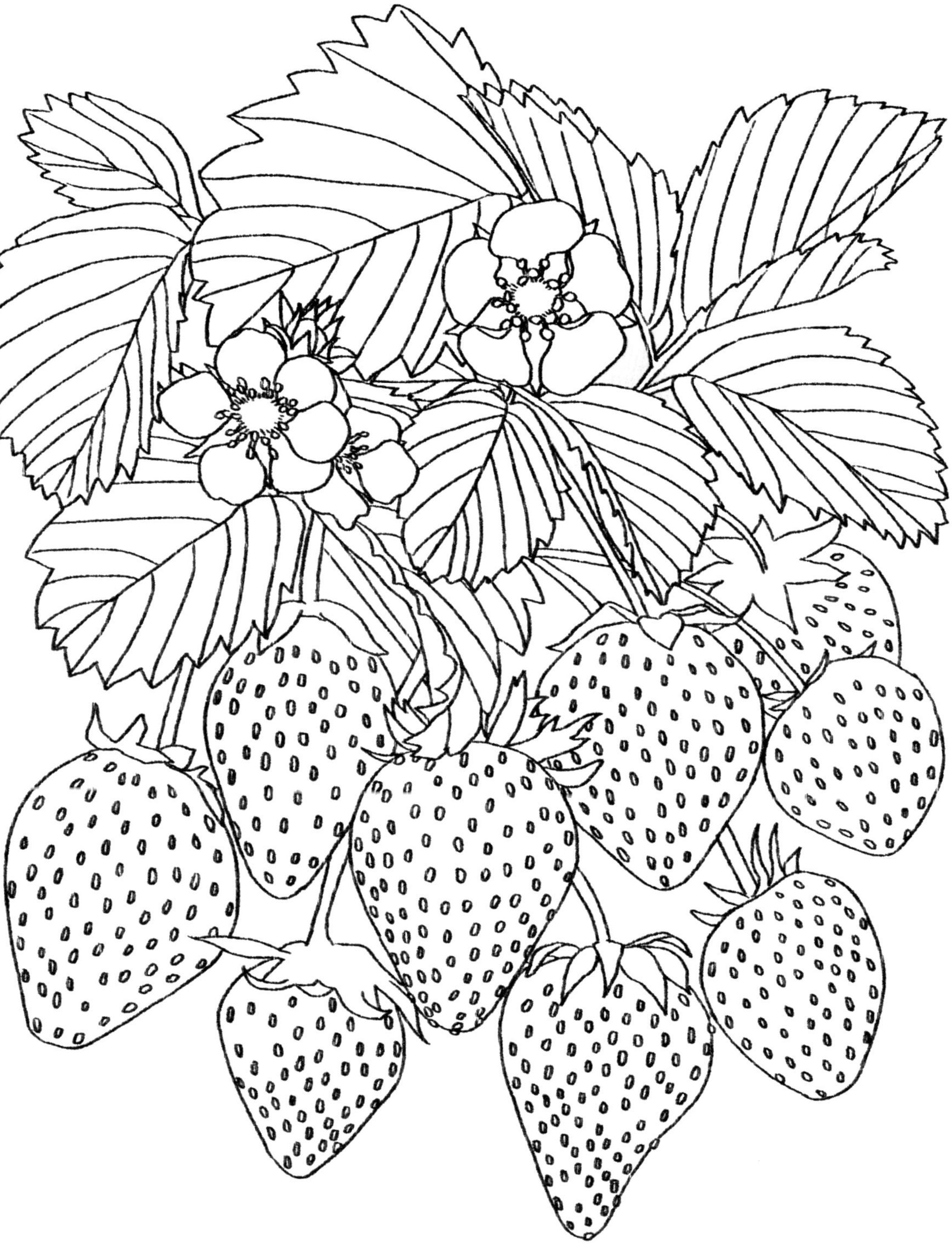

딸기는 어떤 계절에 먹을 수 있는 과일인가요?

# 팔방미인 복숭아

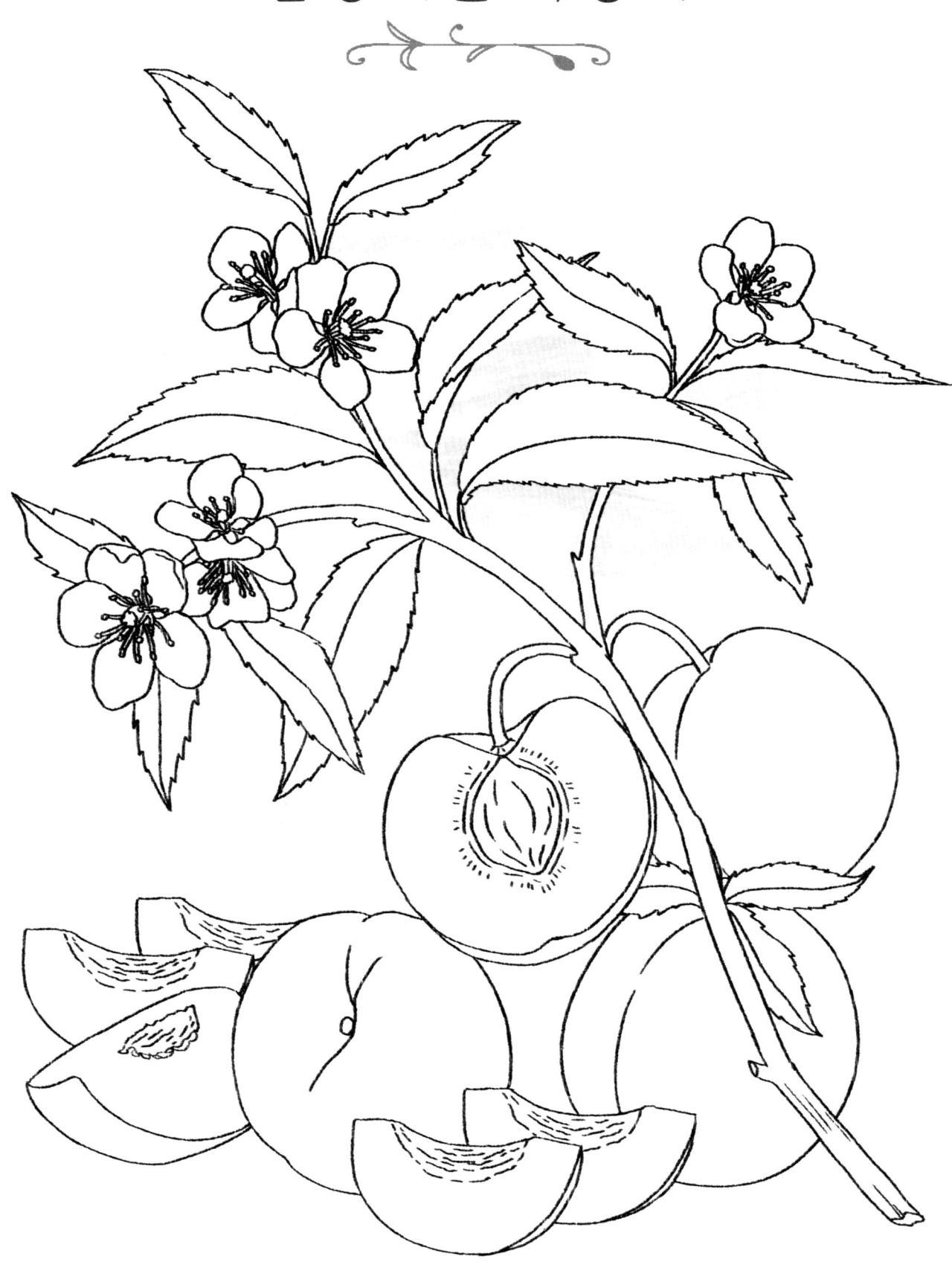

복숭아 품종 중 어떤 것을 좋아하나요?

# 꽃을 품은 무화과

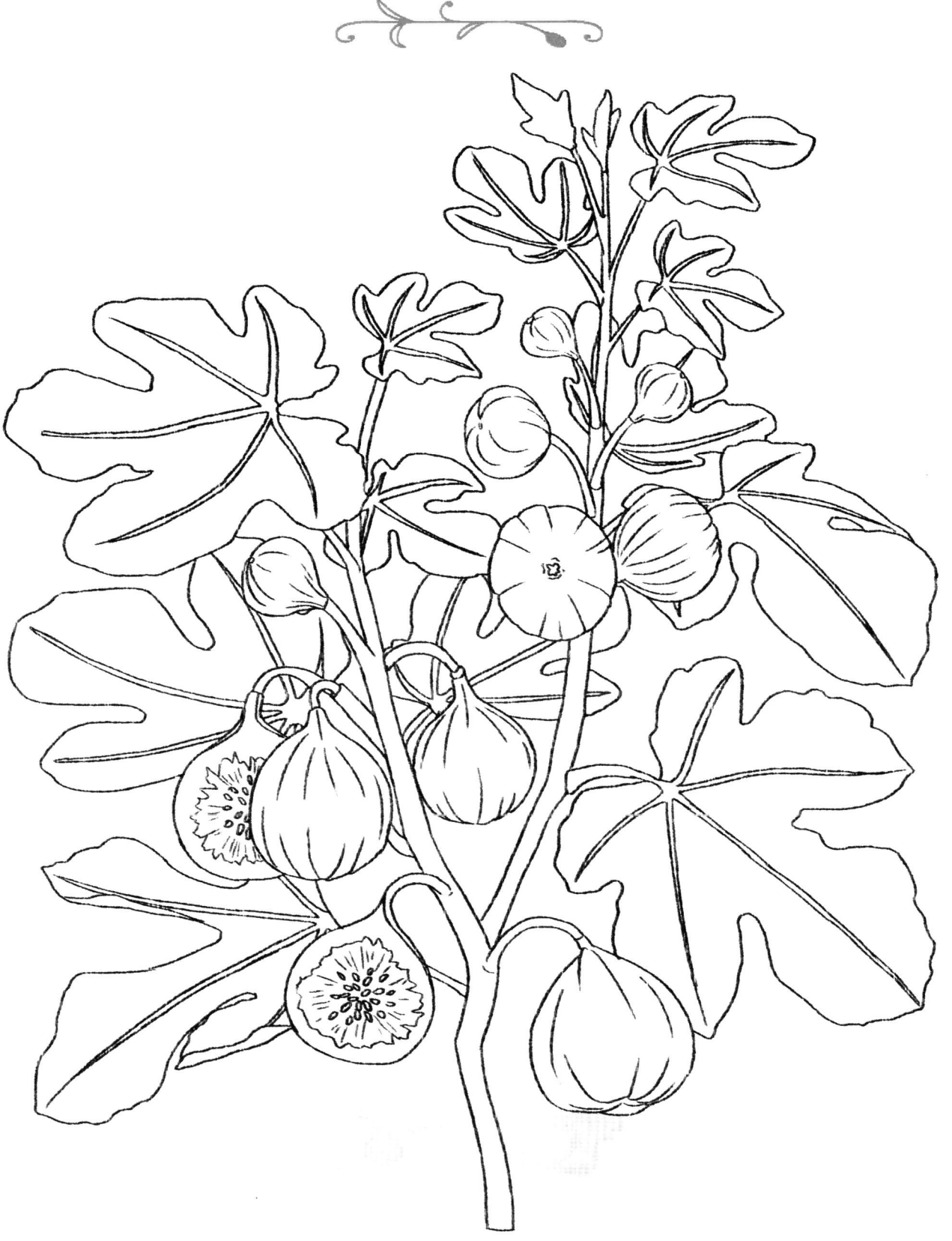

내가 가장 좋아하는 과일은 무엇인가요?

# 뇌 건강에 좋은 완두콩

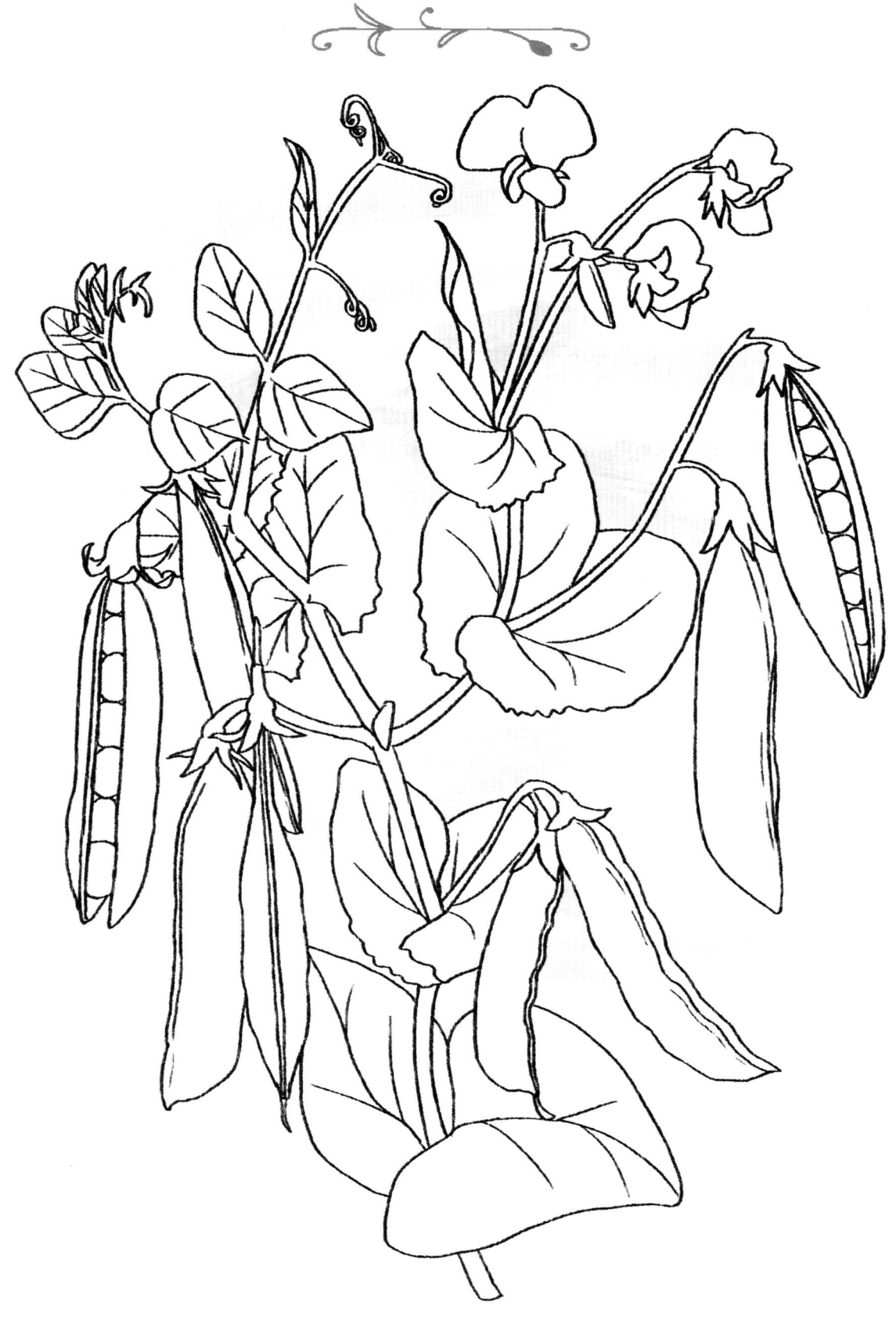

식물을 키워본 경험이 있나요?

# 작지만 알찬 방울토마토

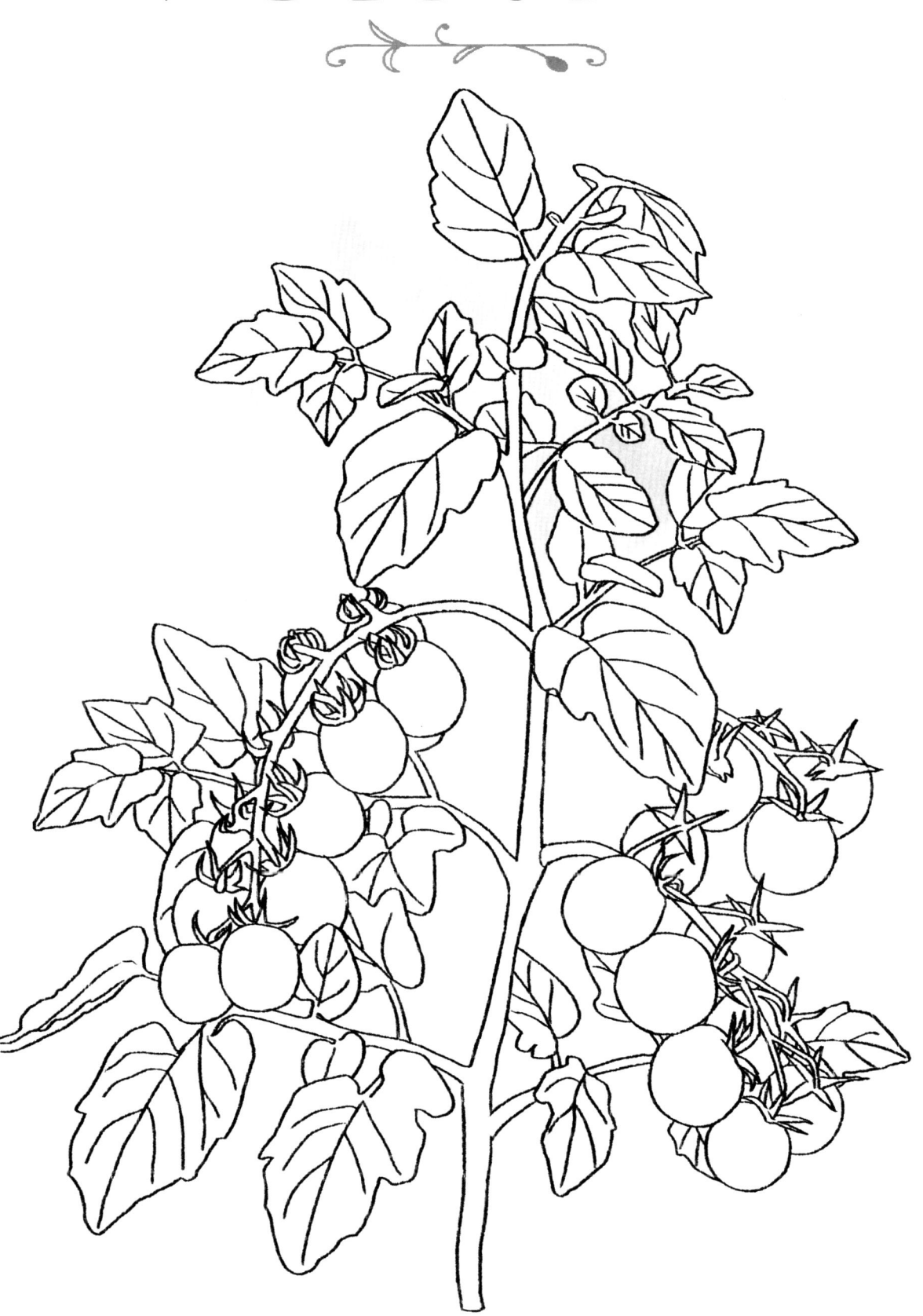

농작물을 직접 수확해 본 적이 있나요?

# 각양각색의 파프리카

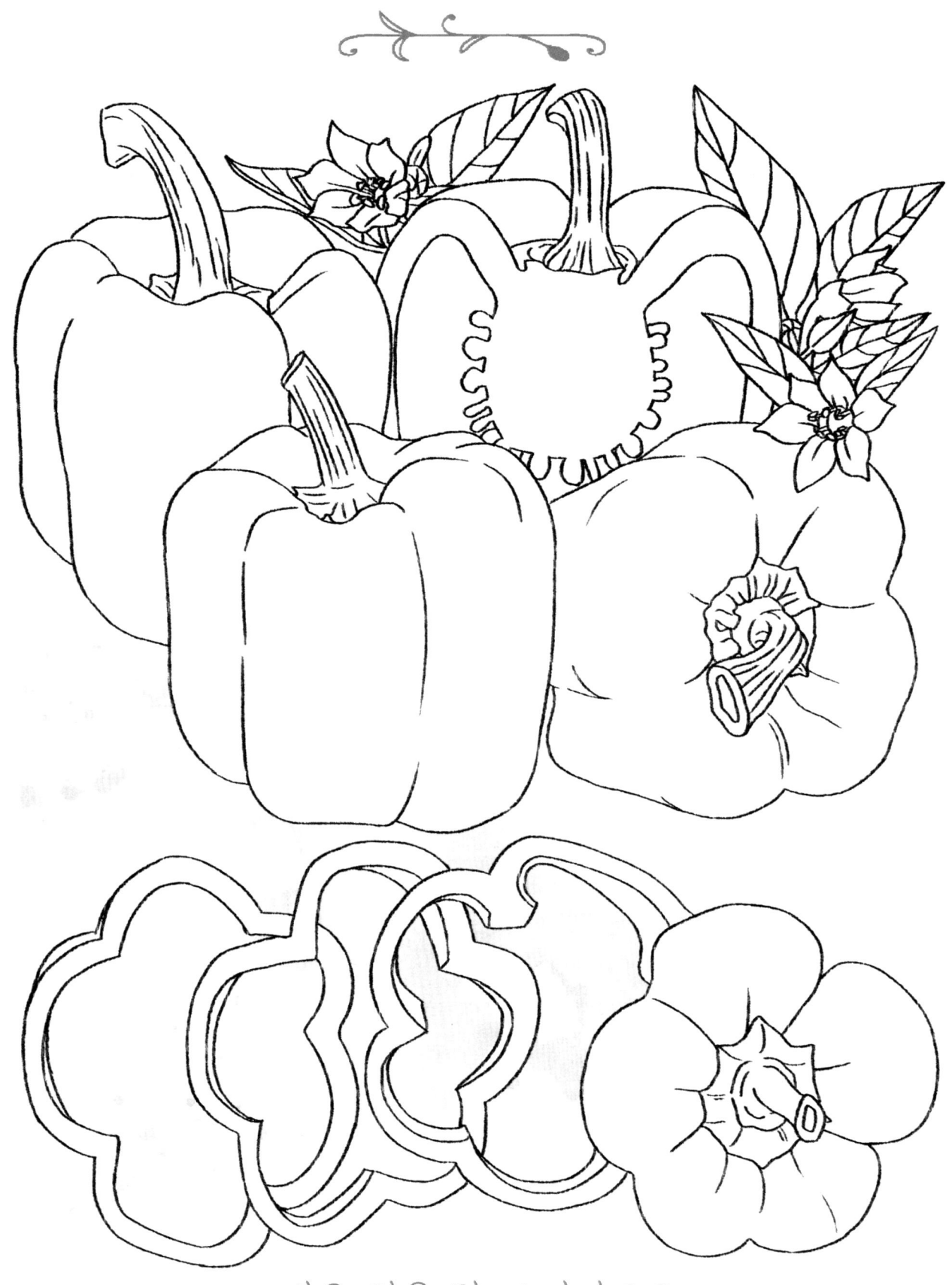

매운 것을 잘 드시나요?

# 매력적인 빛깔의 가지

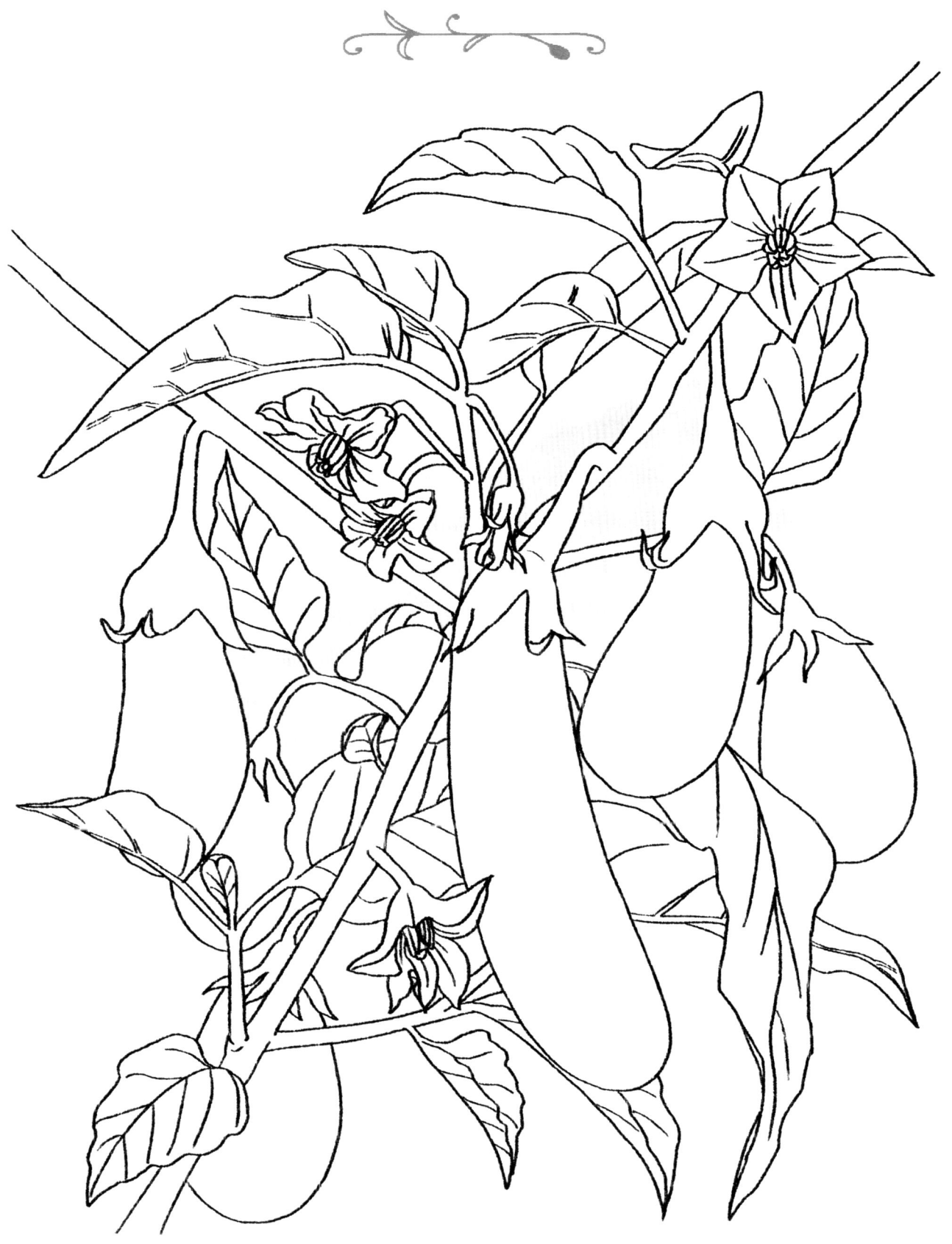

보라색 음식 세 가지를 말씀해 보세요.

# 신맛의 대명사, 레몬

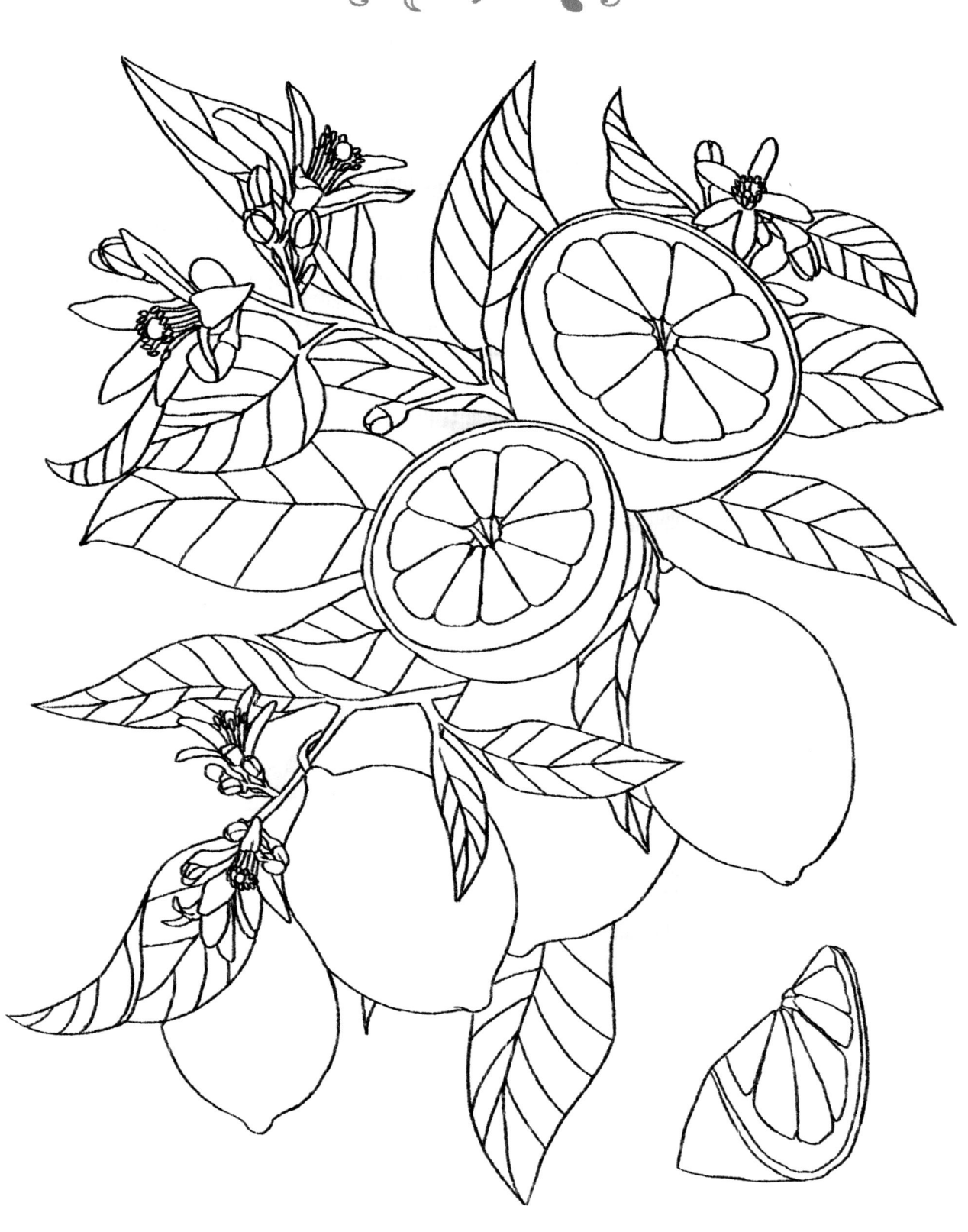

신 음식 세 가지를 말씀해 보세요.

# 아삭한 오이

오이가 들어가는 음식 세 가지를 말씀해 보세요.

# 낙엽수의 왕, 사과

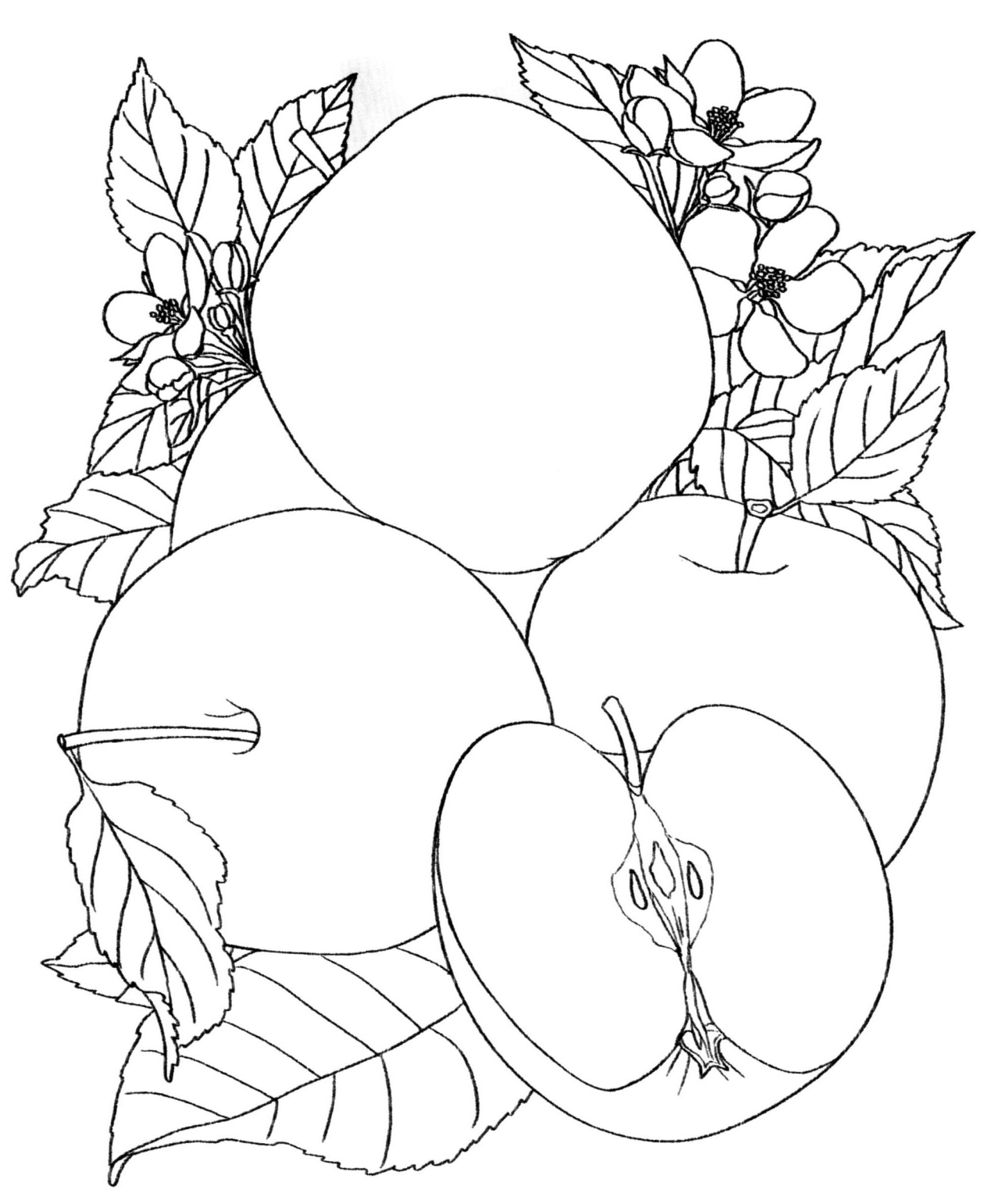

사과는 어느 계절에 주로 열매를 맺나요?

# 뾰족한 껍질을 가진 밤

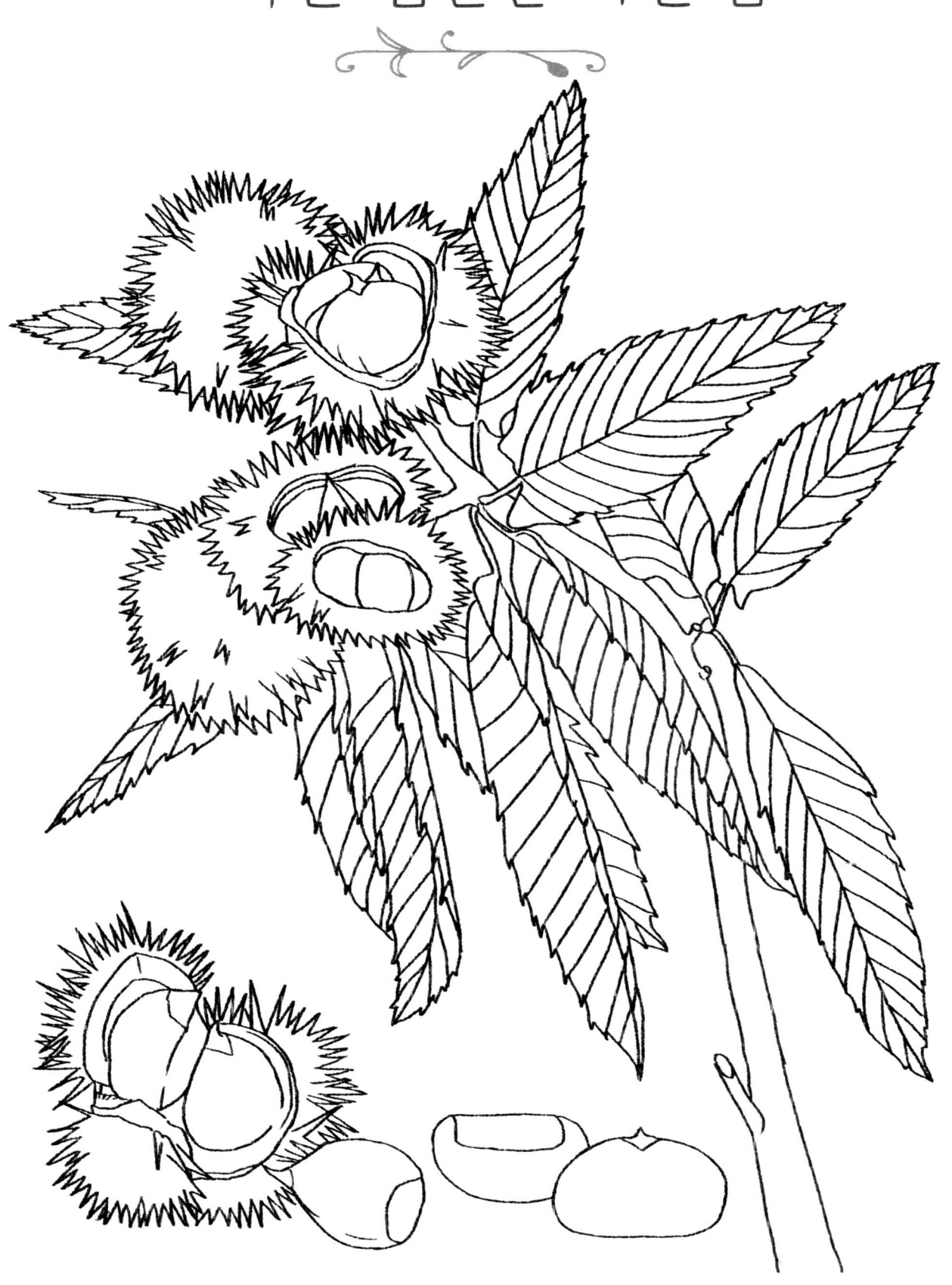

밤을 따본 경험이 있나요?

# 아삭하고 달콤한 참외

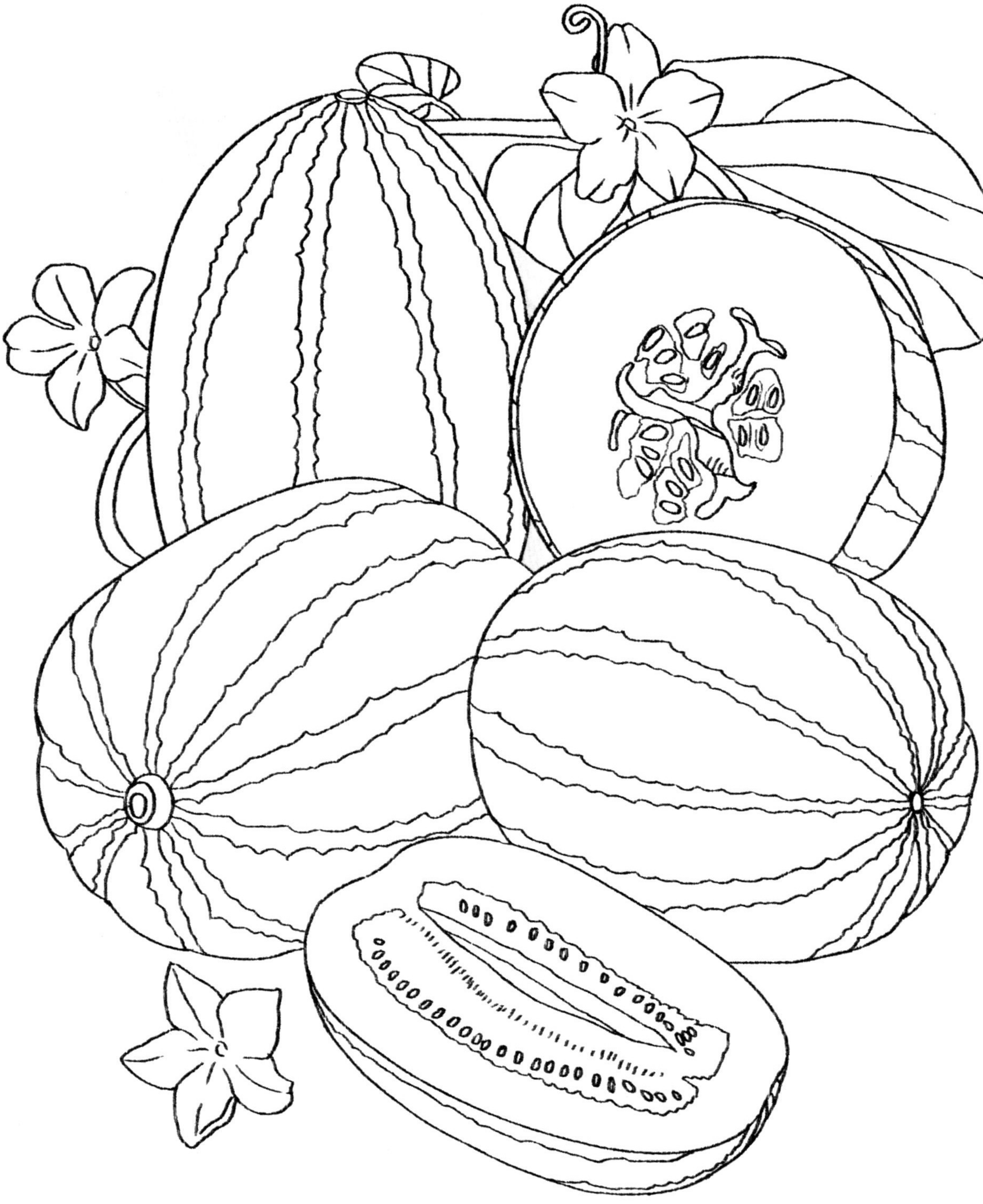

계절마다 좋아하는 제철 음식을 하나씩 말씀해 보세요.